COPIE

D'UN MÉMOIRE

SUR

LE CHOLERA-MORBUS,

ENVOYÉ A SAINT-PÉTERSBOURG

EN JANVIER 1831,

POUR

LE CONCOURS RELATIF A CETTE MALADIE ÉPIDÉMIQUE.

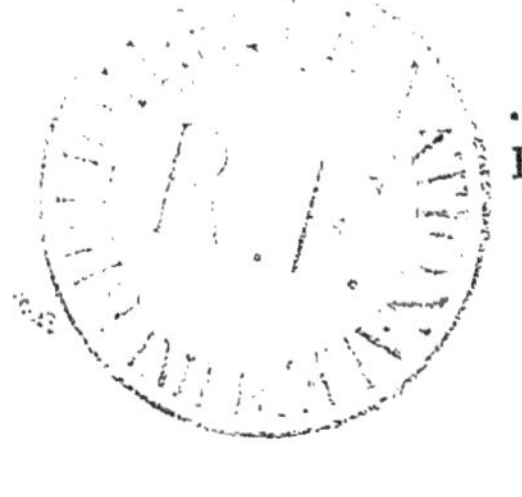

. . . . . . Quæque ipse miserrima vidi,
Et quorum pars magna fui. . . . .
VIRG. Enéid. lib. 2.

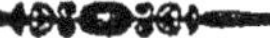

PARIS,

IMPRIMERIE DE DEMONVILLE,

RUE CHRISTINE, N° 2.

2 MAI 1831.

AVERTISSEMENT.

Le désir d'être utile à l'humanité, et de contribuer, autant qu'il est en mon pouvoir, à la conservation de la santé de nos armées, m'a engagé à mettre dès à présent sous les yeux du public le Mémoire que j'ai adressé au commencement de cette année à l'Académie de Médecine de Saint-Pétersbourg, moins dans la vue de traiter la question proposée par l'empereur Nicolas sur le *Choléra morbus*, sujet de ce mémoire, que de transmettre aux médecins qui vont être dans le cas de faire des recherches sur cette épidémie, le résultat de celles que j'ai eu l'occasion de faire dans plusieurs contrées de l'Europe, et principalement en Italie, sur le *Choléra-morbus sporadique*, dont j'ai été attaqué moi-même à un très-haut degré. Comme ce genre de maladie ne diffère pas essentiellement du *Choléra* de l'Inde, par son siége dans l'économie et par ses effets, j'ai cru que mes observations seraient de quelque avantage pour la solution de la question dont il s'agit.

1*

L'empressement que j'ai voulu mettre à faire parvenir ce travail en Russie, ne m'ayant pas laissé le temps de lui donner tous les développemens dont il pouvait être susceptible, j'ai dû me borner à déterminer les caractères essentiels de la maladie, et à indiquer les moyens que je juge propres à la combattre. En le publiant aujourd'hui, tel que je l'ai envoyé à Saint-Pétersbourg, je n'aspire plus qu'à répandre quelque lumière sur la route difficile que vont parcourir les jeunes médecins livrés à l'étude de cette épidémie désastreuse : puissé-je ainsi hâter et favoriser les découvertes qui pourront arrêter la marche de ce fléau, et préserver de son invasion notre belle patrie !

Bon D. J. Larrey.

MÉMOIRE

SUR

LE CHOLERA-MORBUS.

Le fléau le plus affligeant et le plus redoutable au genre humain, est, sans contredit, le Choléra-morbus, l'une de ces épidémies meurtrières qui dépeuplent les villes, les campagnes, impriment la terreur, jettent l'épouvante dans des nations tout entières, et étouffent en même temps chez l'homme, même le plus éclairé, tous les sentimens d'humanité et de philanthropie qui font le bonheur des sociétés civilisées.

Il est en effet bien difficile de prévenir et d'arrêter la marche de ces épidémies effrayantes, que des effluves délétères, exhalées de lieux infects ou marécageux, et sous l'action d'une température très-élevée, produisent d'abord; que des vents favorables à leur expansion, et une continuation souvent non interrompue d'exhalaisons méphitiques, alimentent ensuite dans leur cours rapide. L'un des foyers les plus funestes de ces émanations, est le rassemblement et l'entassement des individus de l'espèce humaine dans des lieux plus ou moins resserrés et privés de courans d'air, tels que les églises, les hôtelleries, et les bazars ou marchés; c'est ainsi que le mal se propage, et prend un caractère d'autant plus pernicieux, que les mesures qui sont usitées dans presque tous les États, loin d'en atténuer les effets, l'aggravent encore, et augmentent le nombre des victimes.

Malgré ces vérités accablantes, faites d'ailleurs pour arrêter le zèle et le dévouement des médecins les plus philanthropes, nous essaierons de traiter l'importante question proposée par l'empereur de Russie sur le Choléra-morbus, qui règne maintenant dans l'Asie-Mineure, et paraît de jour en jour s'avancer dans la Russie européenne.

Nous retracerons d'abord cette question, telle qu'elle a été annoncée dans les journaux au commencement de novembre 1830; elle a pour objet,

1° D'offrir une description claire et détaillée du Choléra-morbus;

2° D'énumérer les causes qui le font naître;

3° De décrire la manière dont il se répand;

4° De montrer, par des expériences exactes et dignes de foi, si cette maladie se communique;

5° D'indiquer en conséquence les moyens de s'en préserver, ainsi que ceux de s'en guérir......

Le Choléra-morbus, ainsi que l'indique son nom, consiste dans une aberration de la bile et de la portion séro-albumineuse du sang. Ces fluides, accumulés dans les intestins, leur sont nuisibles par leur quantité, et surtout par leur qualité stimulante et irritante : cette irritation une fois imprimée sur les tuniques de ces organes, celles-ci éprouvent presque aussitôt une contraction spasmodique ou nerveuse, qui est immédiatement suivie d'un mouvement antipéristaltique, et de vomissemens plus ou moins rapprochés, avec des douleurs violentes de coliques, des crampes douloureuses dans les membres, suivies de contractions convulsives, surtout aux jambes, qu'on ne peut calmer que par une forte compression, et l'application de la chaleur artificielle. Tels sont les symptômes principaux qui caractérisent le Choléra-morbus, qu'on peut distinguer en sporadique et en épidémique.

Cette maladie, qui se déclare ordinairement tout à coup dans certaines contrées favorables à son développement, se manifeste par des nausées, des douleurs d'entrailles, des maux de tête, des vertiges, souvent des syncopes et du trouble dans les fonctions sensitives et locomotrices.

Le malade éprouve une pesanteur pénible à la région sternale, avec oppression et un sentiment de chaleur brûlante à l'estomac (fer chaud). Bientôt les coliques succèdent aux douleurs vagues et primitives ; le vomissement et des déjections alvines, bilieuses, avec tenesme, surviennent et jettent promptement les sujets dans un état de prostration. Très-souvent les déjections intestinales se ralentissent ; les douleurs de colique et les vomissemens augmentent progressivement. Le pouls et la respiration sont d'abord accélérés ; la chaleur latente se développe, la transpiration cutanée et l'urine se suppriment ; il arrive même souvent qu'avec la suppression ou la rétention même de ce dernier liquide dans la vessie, le cours de la bile est suspendu, et que cette liqueur se trouve également retenue dans la vésicule du fiel par la contraction spasmodique, qui se communique de l'intestin duodenum au canal cholédoque : on en juge par des douleurs fixes qui se manifestent au centre et au-dessous de l'hypocondre droit, et par l'absence de l'évacuation de ce liquide par la bouche et par les voies alvines ; il est remplacé par des matières grisâtres, albumineuses, et quelquefois sanguinolentes. La peau est sèche et crispée, la soif est inextinguible ; l'insomnie et l'inquiétude s'emparent du sujet ; le ventre se tuméfie, devient douloureux ; les iris se resserrent, la conjonctive et la peau prennent ordinairement une teinte brune, et après quelques exacerbations fébriles, le pouls devient petit, nerveux, la prostration augmente, les vomissemens se rapprochent, un froid glacial pénètre les extrémités, qui sont frappées de paralysie; enfin, les sujets perdent connaissance, et expirent tout à coup avec tous les signes d'une gangrène intérieure. On voit rarement, avant la mort, se manifester sur différentes parties du corps, des exanthêmes, telles que pétéchies et taches charbonneuses.

A l'ouverture des cadavres, on trouve une plus ou moins grande quantité de sérosité roussâtre épanchée dans les cavités séreuses de la poitrine et de l'abdomen; le tissu charnu de tous les muscles, en général, et celui du cœur, est ramolli; les parois des cavités de ce dernier organe sont distendues par du sang très-liquide, noir, et mêlé de molécules d'un aspect oléagineux.

Les poumons sont affaissés, de couleur bleuâtre, et les bronches remplies de mucosités sanguinolentes; les épiploons sont tuméfiés et presque toujours parsemés de taches gangréneuses; l'intestin grêle présente souvent une ou plusieurs invaginations qui se sont établies de bas en haut: lorsqu'elles sont récentes, le seul déplissement suffit pour qu'elles disparaissent; c'est ce qui fait sans doute qu'elles ont échappé aux recherches des médecins; mais lorsqu'elles sont produites de très-bonne heure, et que l'inflammation adhésive s'y est établie, alors on les retrouve tout entières; il en est qui ont deux ou trois pouces d'étendue; les portions les plus internes sont oblitérées, et elles se frappent promptement de gangrène : nous avons trouvé dans le cadavre d'un sujet mort de cette maladie, dans le Frioul vénitien, une portion de la tunique muqueuse du duodenum, formant à travers l'orifice pylorique une invagination ou une hernie dans l'estomac, d'environ un pouce. Des fluides visqueux d'un jaune grisâtre recouvrent en plus ou moins grande quantité la surface interne des membranes muqueuses des intestins; celles-ci sont ramollies, quelquefois perforées ou ulcérées; le foie participe constamment de cette affection morbide; il n'est pas rare de rencontrer dans sa propre substance des foyers purulens, et la vésicule remplie d'une bile verdâtre, résultat de la rétention qui s'y fait sans doute dans les derniers jours de la maladie; l'on trouve souvent aussi la vessie distendue par une très-grande quantité d'urine de couleur brunâtre.

Le cerveau reste ordinairement intact; les vaisseaux des meninges sont injectés, et le fluide cérébro-spinal est seulement plus abondant que dans l'état normal.

Les causes du Choléra-morbus peuvent être distinguées en prédisposantes et en déterminantes. Lorsque cette maladie se montre tout à coup sous un caractère épidémique, elle est le résultat de l'action pernicieuse des transitions brusques d'une très-grande chaleur à une température basse et humide : si à cette cause il se joint en même temps une masse plus ou moins grande d'effluves méphitiques qui surviennent par des pluies d'orages, sur des terrains où croupissent des animaux putréfiés, tels que ceux où ont existé des lacs d'eau douce, dans des cimetières et des marais desséchés, si ensuite des vents chauds s'élèvent et marchent dans la direction des habitations, le mal s'aggrave et se propage rapidement.

L'usage immodéré des viandes ou des poissons salés, des céréales ergotées, des fruits non mûrs ou dans un état de putréfaction, des liqueurs alcooliques, les vapeurs métalliques ou narcotiques vénéneuses, la malpropreté et la misère, sont les causes déterminantes.

Les premiers effets de ces causes, surtout des transitions brusques de la température, sont de supprimer la transpiration des individus, très-abondante dans les climats chauds, et de la répercuter vers les intestins et l'organe hépatique. Les tuniques et le parenchyme de ces organes sont d'abord frappés d'une sorte de fluxion par la présence de ces principes hétérogènes, d'où provient un travail d'irritation et d'inflammation latente qui se concentre spécialement dans la propre substance du foie et les corps glanduleux des intestins ; la sécrétion de la bile et celle des sucs gastriques et intestinaux sont excitées, les fluides deviennent abondans, ils s'altèrent par l'effet de la chaleur animale et d'une sorte de fermentation; les membranes des intestins s'irritent, et cette irritation se concentre spécialement sur les tuniques musculeuse et nerveuse; les intestins grêles surtout éprouvent bientôt un mouvement de contraction convulsive qui détermine le mouvement antipéristaltique dont nous avons parlé, lequel se propage à l'embouchure des conduits biliaires qui se crispent, et à l'estomac, qui se contracte avec plus ou moins de violence, selon le degré d'irritation. Si, dès la première période de la maladie, on n'a pas le bonheur de faire cesser ce travail d'irritation, ce mouvement antipéristaltique s'accompagne d'invagination ou d'intussusception des circonvolutions de l'intestin grêle. Dès-lors le danger augmente, les accidens s'aggravent et marchent progressivement, l'inflammation s'étend à la membrane séreuse qui contracte des adhérences mutuelles, tandis que les villosités de la muqueuse, formées principalement par un réseau veineux, se décomposent par une sorte d'érosion ou de putréfaction, que déterminent la bile et les autres fluides très-âcres répandus dans le canal alimentaire, et ces altérations villeuses ou muqueuses sont quelquefois accompagnées d'émission de sang noir qui se mêle aux matières bilieuses et intestinales, et produit les vomissemens violens qu'on remarque pendant la troisième période de la maladie.

L'invagination produite, il survient étranglement dans un ou plusieurs points du tube intestinal; l'irritation se propage à tous les organes de la vie intérieure et jusqu'aux membranes séreuses du crâne et du rachis : l'encéphale en est excepté; aussi les facultés intellectuelles se conservent-elles chez les malades, jusqu'à ce que le sang, n'étant plus vivifié par l'oxigène absorbé dans les poumons engorgés par l'effet de l'irritation sympathique, se carbonise, et va infecter le cerveau. A cette dernière cause délétère se joint, lorsque la rétention de l'urine est établie, une vapeur urineuse qui parcourt tous les systèmes, et qu'on peut considérer comme le résultat du séjour prolongé de cette liqueur dans la vessie.

C'est dans cette troisième période que peuvent naître des exanthêmes; c'est aussi le moment où la contagion peut avoir lieu : cependant elle n'offre point l'activité de la contagion pestilentielle; il est même facile de s'en garantir en prenant les précautions qui seront indiquées plus loin.

Enfin, par le défaut de principe vital qui existe alors, et par les effets de l'engouement des intestins, toutes les fonctions s'affaiblissent, le stimulus nerveux est neutralisé, et le sujet ne tarde pas à périr. Tels sont en abrégé, selon l'auteur, le siége et la marche de cette maladie, qui, comme l'on voit, a beaucoup de rapport avec la fièvre jaune.

Maintenant, quels sont les moyens à mettre en

usage pour en arrêter les progrès, la propagation, et conduire les malades à la guérison?

Lorsqu'une grande épidémie se déclare, telle que celle qui vient d'éclater dans l'Asie-Mineure, il faut promptement, et autant que possible, soustraire les populations aux causes générales qui la produisent, soit en les éloignant, soit en les isolant de ces causes. En les supposant atmosphériques et locales, il faut faire camper les habitans des villes et des villages situés dans le trajet ou aux courans des effluves délétères, sur des lieux élevés, aérés, et dans de grands espaces; empêcher le rassemblement des individus dans des lieux chauds et humides et privés de grand air; faire fermer immédiatement tous les établissemens publics pour qu'il ne s'y fasse point de rassemblemens; recommander l'exercice et la plus grande propreté; faire laver le corps des individus sains et même malades avec du vinaigre camphré, à la température convenable, selon la saison; faire établir les marchés loin des habitations, ainsi que les usines propres à la confection du pain et des alimens, qu'il faut tirer des animaux adultes et des végétaux; faire supprimer toutes les liqueurs alcooliques et non fermentées, comme étant généralement nuisibles; à l'exemple d'Hippocrate, faire allumer de grands feux sur lesquels on versera du soufre, si l'on est à portée d'en avoir (1),

(1) L'auteur de ce travail a remarqué que les habitans voisins des

et qu'on établira à l'entrée des villes dans la direction des vents pernicieux, sur les places publiques et dans les carrefours; parfumer les habitations avec une pâte séchée, faite d'un mélange de soufre pulvérisé, de sel de nitre et de camphre à parties égales, mêlés par trituration, avec addition d'une suffisante quantité d'alcool de lavande; s'habiller en été de toile de lin, et d'étoffe de poil de chèvre double en hiver; éviter de porter des fourrures, du coton et de la soie.

Des cordons sanitaires seront utiles sans doute, mais ils ne doivent pas présenter la rigueur que commandent les règlemens en usage. Dans cette mesure militaire, on ne doit avoir en vue que d'empêcher les émigrations ou la fuite des peuples d'un lieu à un autre : chacun doit rester dans sa patrie, non dans son habitation propre, si elle est insalubre, mais à portée d'y prendre les secours nécessaires à son existence, après avoir établi sa résidence sous la tente ou dans les baraques, au grand air, et sur un terrain sec, pourvu d'eau potable. L'autorité, en même temps qu'elle fait exécuter cette mesure, doit s'occuper des moyens d'assurer les subsistances à ces mêmes habitans, en faisant établir des manutentions

---

sources d'eaux thermales sulfureuses étaient préservés des épidémies qui régnaient dans la contrée où existaient ces établissemens thermaux : les bestiaux qui se trouvaient également dans cette atmosphère sulfureuse étaient préservés des épizooties.

banales et des marchés publics, de manière à prévenir des rassemblemens et l'encombrement des individus; elle doit défendre surtout ces cérémonies religieuses qui les produisent toujours, et frappent défavorablement les esprits, car la terreur est l'une des causes concomitantes les plus fâcheuses de ces maladies. C'est ainsi que les armées de Napoléon, qu'on avait soin de faire camper dans des lieux favorables, se sont préservées partout de ces épidémies ou des causes endémiques qui les produisent.

Pour les malades, il faut établir des hôpitaux ou lazarets où ils doivent être traités d'après les préceptes qui vont être posés; du moins c'est l'opinion de l'auteur de ce travail. Ces établissemens doivent être isolés autant que possible, percés de toutes parts, pour entretenir de libres courans d'air : il faut conserver des espaces assez grands entre ces malades, ayant même soin de réserver dans la partie la plus isolée et la plus aérée du bâtiment, des salles particulières pour ceux qui se trouvent atteints d'exanthêmes, pour le traitement desquels les médecins ont seulement besoin de prendre quelques précautions. Ces précautions consistent à parfumer le pourtour des lits avec les pastilles que nous avons indiquées, à les arroser, ainsi que le corps des malades, avec le chlorure de chaux (eau de Labarraque, connue du monde entier), et à se laver fréquemment avec le vinaigre camphré : il est bon que le médecin porte, pendant sa visite ou le pansement qu'il doit faire, une tunique de toile fine de lin légèrement gommée, et un bonnet de la même toile, qu'il ait le soin de laver ses instrumens dans une liqueur spiritueuse lorsqu'il s'en sera servi, et d'éviter de humer le moins possible les émanations du malade, qu'il faut faire découvrir à l'avance, pour les laisser évaporer loin de ses voies respiratoires.

Pour ouvrir les cadavres, ce qui doit se faire en plein air, on attendra que les corps soient refroidis; on les aspergera avec le chlorure de chaux et on en lavera les entrailles : les miasmes qui s'exhalent des corps encore chauds ont un caractère contagieux; la putréfaction présente moins d'inconvéniens.

Quant au traitement particulier des individus atteints de la maladie (Choléra-morbus), qu'on pourrait appeler avec juste raison phlegmasie nerveuse des intestins avec intussusception, nous le considérerons selon les trois degrés différens que cette maladie présente, son invasion, son état et sa terminaison.

Première période. Dans ces épidémies, il est rare que la saignée générale soit indiquée : l'expérience a prouvé à l'auteur qu'elle est généralement funeste; elle a augmenté le nombre des victimes de la peste en Syrie, lors de l'expédition française en Égypte, tandis que les saignées révulsives, faites le plus près possible des points enflammés, qu'on gradue à volonté, sont parfaitement indiquées et très-salutaires dans cette première période : elles se pratiquent à l'aide des ventouses scarifiées, qu'il faut poser à la nuque, à l'épigastre, sur les hypocondres, aux régions dorsales, et sur les flancs (parties latérales du bas ventre). L'application successive doit s'en faire de haut en bas, en suivant la marche du fluide électrique animal du pole positif au pole négatif : il n'est point de moyen plus propre à faire cesser l'irritation nerveuse, à déplacer la cause immédiate de l'inflammation, à prévenir ou à faire déplisser l'invagination de l'intestin, et à rétablir ses mouvemens péristaltiques; par cette légère saignée révulsive, on prévient aussi la rétention de la bile dans la vésicule, et l'accumulation de l'urine dans son réservoir. La manière la plus simple, la plus commode, la plus économique et la plus prompte de poser les ventouses, est de se servir d'un verre commun dans lequel on fait brûler une pincée de filasse (chanvre fin) pour y établir le vide, et après avoir fait injecter les vaisseaux capillaires du cutis, on les coupe avec la pointe arrondie d'un rasoir, en faisant des mouchetures horizontales et parallèles sur toute l'étendue de la région où l'on a produit un érésipèle artificiel; l'on ôte ensuite tout le sang qu'on désire, en appliquant de nouveau la cucurbite sur les mouchetures. Les sangsues ne peuvent remplacer ces ventouses; elles ont d'ailleurs des inconvéniens. (Voyez la *Clinique chirurgicale* du docteur Larrey.)

A l'application de ces ventouses scarifiées, il faut faire succéder, suivant la saison, des réfrigérans sur la tête et même de la glace, des bains émolliens tièdes, s'ils sont praticables, les boissons mucilagineuses, froides ou à la glace, si la température est très-élevée; il faut aciduler légèrement ces boissons avec l'acide hydrochlorique, l'acide sulfurique purifié ou les acides végétaux : ces acides, surtout les deux premiers, ont la faculté de neutraliser les principes alcalins de la bile, qui surabonde dans le tube intestinal, de prévenir la décomposition du tissu villeux de la membrane muqueuse, et d'augmenter les propriétés vitales de ces organes. On peut alternativement employer le carbonate de soude, mêlé à l'acide citrique (la potion de Rivière.), ou la magnésie; il faut encore faire frictionner fréquemment toute l'habitude du corps avec du vinaigre camphré, chaud ou froid, selon la température; faire administrer le matin à jeun des lavemens émolliens et anodins, à peine tièdes; frictionner journellement le bas ventre avec un mélange d'huile d'amandes douces ou de pavot et de laudanum; envelopper le corps dans des flanelles, et favoriser la transpiration cutanée par la chaleur artificielle.

On répète les saignées révulsives, s'il y a lieu, et on insiste sur l'emploi de tous les moyens antiphlogistiques, jusqu'à ce que la pirexie soit vaincue.

A cette époque, ou immédiatement après la première saignée révulsive, on peut employer avec avantage les anodins combinés avec de légers diaphorétiques spiritueux, tels qu'un mélange d'extrait gommeux d'opium et d'alcool de mélisse ou de menthe. Il faut donner le narcotique à haute dose pour qu'il produise l'effet désiré ; car dans les névroses on n'obtient de bons résultats de l'emploi de ce médicament que lorsqu'on l'administre sans crainte, comme dans le tétanos. D'ailleurs, on fait prendre ces potions, par cuillerées, à des distances plus ou moins rapprochées.

Deuxième période. Dans la deuxième période, si les signes de l'invagination sont dissipés, et qu'il y ait eu des évacuations alvines, la maladie est jugée favorablement ; on seconde alors la nature par de légers laxatifs anodins, tels que les huiles de castor, de ricin, combinées avec les sirops d'œillet et de chicorée à petites doses, et quelques grains de calomélas, depuis trois jusqu'à six. Si la résolution paraissait vouloir se faire attendre, on poserait des moxas sur l'épigastre et sur les flancs, en y procédant de haut en bas. (Pour le mode d'application, voyez encore la *Clinique chirurgicale* du même auteur.)

A défaut des moxas, moyens très-puissans et très-efficaces, on peut appliquer de légers vésicatoires volans, composés de mouches cantharides et de camphre à parties égales : on les pose par l'intermédiaire d'un morceau de gaze imbibée d'huile d'amandes douces, mais il ne faut pas enlever l'épiderme. Il est nécessaire d'entretenir ces émonctoires. Comme à la fin de cette période, la rétention de l'urine se produit par l'effet de l'affection paralytique ou inflammatoire qui s'empare des nerfs ganglionaires, qui se rendent au corps de la vessie, il est nécessaire de passer une sonde de gomme élastique dans sa cavité, et de l'y maintenir jusqu'à la cessation de tous les accidens.

Troisième période. A la troisième période, il faut substituer aux boissons délayantes des infusions aromatiques ou de quinquina loxa en poudre (six gros pour un litre d'eau distillée, à faire infuser pendant vingt-quatre heures au bain-marie, et on filtre la liqueur), le sulfate de quinine, administré à petites doses, du bon bouillon et un peu de vin généreux ou du café léger; on répète, s'il est nécessaire, l'application des moxas, posés à la région épigastrique et sur les flancs. Il faut promptement séparer les convalescens des malades, et les envoyer, autant que possible, à la campagne ou dans des lieux salubres.

La maladie ne présente aucun caractère contagieux jusqu'à la troisième période, encore faut-il qu'elle soit compliquée d'exanthêmes; ainsi les médecins et le public peuvent, avec confiance, prodiguer leurs soins aux malades. Tous les moyens que nous avons indiqués étant administrés à propos et méthodiquement, on arrête les progrès du mal, dont la terminaison, toujours plus ou moins heureuse, ranime le courage et la confiance, et l'on est disposé alors à se prêter de mutuels secours.

Une grande propreté, une activité permanente, la sobriété en toutes choses, l'usage du café, et la tranquillité d'esprit ou le courage, suffisent au médecin pour se préserver de toute contagion, presque toujours illusoire. L'auteur de cette notice n'a jamais cessé de fréquenter les pestiférés nombreux au milieu desquels il s'est trouvé à différentes époques; il a opéré avec sang-froid les charbons et les bubons qui accompagnaient la maladie. Les bubons doivent être ouverts avec un couteau (cautère cutullaire) rougi au feu; il faut extirper le charbon, et passer dans la plaie le cautère actuel (en supposant que de tels exanthêmes se manifestent, ce qui arrive rarement).

Le Choléra-morbus sporadique ne diffère pas essentiellement de celui dont nous venons de tracer rapidement les principaux symptômes. L'un et l'autre peuvent avoir une intensité si grande, qu'on a à peine le temps de les observer; les sujets périssent en quelques heures, ainsi que nous l'avons vu pour la peste : dans tous les cas, il faut se hâter de remplir promptement les indications qu'offre la maladie, selon le degré où elle est parvenue.

En résumé, on peut assurer qu'on retirera les plus grands avantages dans la première période, si l'on est appelé à temps, des saignées révulsives, du régime adoucissant combiné avec les narcotiques donnés à haute dose, et des émolliens à l'extérieur; dans la deuxième, des minoratifs et de l'application de révulsifs d'abord légers, et successivement plus ou moins forts, selon la nécessité.

Dans la troisième période, il faut insister sur ces révulsifs et sur de légers toniques, pris surtout dans les différentes préparations de quinquina.

C'est à la fin de cette période que la contagion pourrait avoir lieu, si la maladie était accompagnée d'exanthêmes, et surtout si elle devait se terminer par la mort. Dans cette occurrence, il est prudent d'isoler le moribond, et de répéter les fumigations antiseptiques qui ont été indiquées. Dans le cas d'une terminaison heureuse, il ne faut pas oublier de séparer promptement les convalescens des autres malades.

L'auteur de ce Mémoire a essuyé lui-même le Choléra-morbus sporadique le plus intense, occasioné par une transition brusque de la température de son appartement dans une nuit d'orage, en automne, et par l'absorption des vapeurs métalliques d'une couleur encaustique étendue sur le plancher de cet appartement, l'avant-veille de la nuit où les accidens se déclarèrent. Dans le cours de cette maladie, qui a présenté les trois périodes distinctes, l'auteur a éprouvé tous les symptômes décrits dans le Mémoire : il a dû son salut à l'application réitérée sur le ventre des ventouses scarifiées, aux bains émolliens gélatineux, aux anodins aromatiques pris intérieurement, et aux vésicatoires volans (1).

(1) Il y a lieu de croire que les chaînes de montagnes habituellement couvertes de neige, et les grands fleuves qui séparent la France proprement dite des nations voisines, surtout de celles qui sont sur la direction de la marche de cette épidémie, s'opposeront naturellement à son passage; ainsi on peut se tranquilliser.

FIN.

www.ingramcontent.com/pod-product-compliance
Ingram Content Group UK Ltd.
Pitfield, Milton Keynes, MK11 3LW, UK
UKHW020228200726
13856UKWH00004B/1659

9 782013 592246